QINGSHAONIAN JINSHI FANGKONG ZHISHI DUBEN

青少年近视
防控知识读本

毕宏生 孙 伟 孙志毅 主编

U0261318

山东科学技术出版社
·济南·

图书在版编目（CIP）数据

青少年近视防控知识读本 / 毕宏生 , 孙伟 , 孙志毅 主编 . -- 济南 : 山东科学技术出版社 , 2020.6（2023.12 重印）

ISBN 978-7-5723-0335-7

Ⅰ . ①青… Ⅱ . ①毕… ②孙… ③孙… Ⅲ . ①青少 年—近视—防治 Ⅳ . ① R778.1

中国版本图书馆 CIP 数据核字 (2020) 第 085843 号

青少年近视防控知识读本

QINGSHAONIAN JINSHI FANGKONG ZHISHI DUBEN

责任编辑：吴英华
装帧设计：侯　宇
插图绘制：大晨妈

主管单位：山东出版传媒股份有限公司
出 版 者：山东科学技术出版社
　　　　　地址：济南市市中区英雄山路 189 号
　　　　　邮编：250002　电话：（0531）82098088
　　　　　网址：www.lkj.com.cn
　　　　　电子邮件：sdkj@sdcbcm.com
发 行 者：山东科学技术出版社
　　　　　地址：济南市市中区舜耕路 517 号
　　　　　邮编：250003　电话：（0531）82098067
印 刷 者：山东彩峰印刷股份有限公司
　　　　　地址：潍坊市潍城经济开发区玉清西街 7887 号
　　　　　邮编：261031　电话：（0536）8216157

规格：32 开（143 mm×210 mm）
印张：2　字数：41 千　印数：22001~23500
版次：2020 年 6 月第 1 版　印次：2023 年 12 月第 8 次印刷
定价：18.00 元

编委会名单

———— **主 编** ————

毕宏生　孙　伟　孙志毅

———— **副主编** ————

赵海强　吴建峰　解孝锋

吕太亮　胡媛媛　宋继科

丁美华　曲　毅

第一章 近视大揭秘

JINSHI DA JIEMI

一、认识眼睛的结构

　　眼睛是一套光学系统，类似照相机，可以使所见的物体成像，形成视觉。在眼睛的结构中与视觉形成有关的主要结构有角膜、前房、虹膜、瞳孔、晶状体、玻璃体和视网膜。

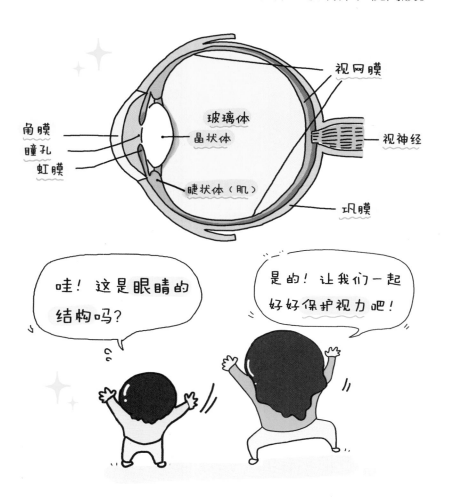

1. 角膜

角膜位于眼球最前面，是一种透明结构，直径约 12 毫米。角膜屈光力约为 43 D（D 为屈光度，是屈光力的单位），占眼球总屈光力的 2/3。当角膜出现病变导致不透明或屈光力出现变化时，视网膜上的成像会变得相对模糊，影响人眼的视力。

2. 前房

角膜后表面和虹膜、晶状体之间的空腔为前房。

3. 虹膜和瞳孔

虹膜的开口为瞳孔，它能调节进入眼睛的光通量。当光线强时，瞳孔缩小；光线暗时，瞳孔扩大。

4. 晶状体

晶状体为双凸圆盘状的结构，屈光力约为 21 D，是屈光系统的重要结构。晶状体相当于照相机的调焦器，有调节焦距的作用。当看近处时，晶状体变凸；看远处时，晶状体变平。通过晶状体的调焦作用，人眼可以看清由远到近不同距离的物体。

5. 视网膜

视网膜相当于照相机的底片，有感光成像的作用。

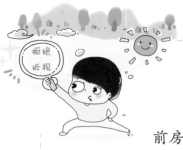

人眼的视觉形成过程

正常人眼在看物体时，光线通过角膜、前房、晶状体和玻璃体等屈光系统后在视网膜上聚焦成像，再由视神经传到大脑形成清晰视觉。决定眼球屈光状态最主要的三个屈光参数是眼轴长度、角膜屈光力和晶状体屈光力。这三个屈光参数的变化决定眼球是否为近视以及近视度数高低的重要要素。而前房深度的变化对眼球的屈光度影响较小。

二、儿童视觉发育规律

1. 不同年龄儿童的正常视力

正常新生儿刚出生时，视力及眼球发育是不完善的，随着年龄的增长，视力逐渐提高。婴儿 8 个月时有追随眼前物体的能力；一般 2 岁时可以辨别物体的

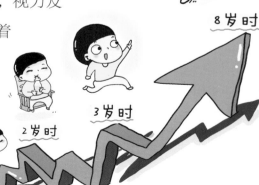

8 岁时

3 岁时

2 岁时

8 个月时

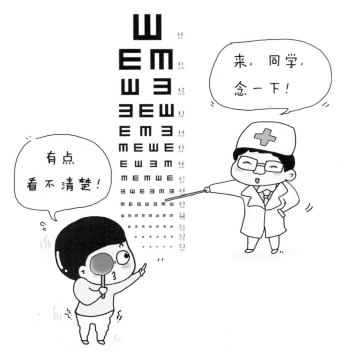

远近并看清楚物体；3 岁时视力为 4.7 ~ 4.8（标准对数视力表），视觉较为敏锐，有较好的立体视觉；3 岁以后视力逐渐成熟，清晰度增加；8 岁时基本达到成人的视力水平。

一般情况下，儿童在 3 岁时可以配合进行普通视力表检查。我国儿童不同年龄正常视力参考值如下：3 岁儿童正常视力参考值下限为 4.7，4 ~ 5 岁为 4.8，6 岁以上为 4.9。如果孩子视力低于同龄儿童正常视力参考值下限或两眼的矫正视力相差两行或更多（视力表），他的视力可能发育不正常，应进一步进行屈光和眼前后节检查，以明确视力发育异常的病因。

2. 眼球和屈光发育及其正视化过程

正常情况下，新生儿出生时为远视眼，远视屈光度大约为 +2.50 D。随着年龄的增长、眼球的发育，眼球各结构不断变化，如眼轴增长、角膜变平、晶状体变薄等，最终使远视度数逐渐减小，直至成人时屈光度达到正视状态（人眼的屈光度为 +0.50 ~ −0.50 D），这一变化过程为屈光发育"正视化"过程。人在青春期之前，眼球生长经历了两个阶段：快速发育阶段（出生至 3 岁），眼球眼轴长度增加 5 毫米，眼轴增加较快，同时晶状体厚度逐渐变薄，但 1 岁后角膜曲率基本稳定，总的远视度数会明显降低；缓慢发育阶段（3 岁以后至成年），在这一时间段眼球生长速度变缓，眼轴仅增加约 1 毫米，晶状体厚度逐渐变薄，10 岁之后趋于稳定，总的屈光状态继续向着正视眼方向发展。

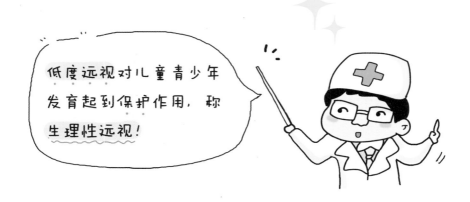

低度远视对儿童青少年发育起到保护作用，称生理性远视！

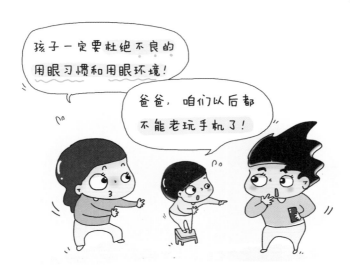

　　一般情况下，不同年龄正常儿童生理性远视度数：3岁儿童远视度数为 +1.75 ～ +2.00 D，8岁儿童远视度数为 +1.25 ～ +1.50 D，12岁儿童远视度数为 +0.75 ～ +1.00 D。远视度数过高或过低，儿童青少年视觉功能都会受到影响。孩子在出生时如果远视度数过高，超过 +5.00 D，眼球发育迟缓，将影响眼球正视化和视力的发育，引起弱视。也就是说到成年后，如果未得到及时的治疗，远视眼不能很快地恢复到正视眼的状态，视力也将无法发育到正常。儿童青少年在眼球发育过程中，不良的用眼习惯和环境会导致眼球发育过快，即眼轴增长过快，总的远视屈光度很快降至 0 D，从而向近视方向发展，或过早地出现近视，导致视力下降。因此，对于视力达不到正常的孩子，应该进行"散瞳验光"检查，检查远视度数是否在正常范围内。

儿童青少年远视屈光度是预测将来是否发生近视的一个重要指标。研究发现，如果 6 岁儿童远视屈光度低于 +0.75 D，将来发生近视的概率会增高。因此，了解孩子远视状态和眼球的发育情况，建立视觉发育档案，对近视的预防非常重要。

所以我们在眼科建立了视觉发育档案哦!

爸爸说过，近视的预防很重要!

三、近视

人眼的屈光状态包括三种：远视、正视和近视。正视眼是在调节放松状态下，平行光线经眼屈光系统后聚焦在视网膜上，将清晰的像投射到视网膜上，因此正视眼视物时比较清晰。远视眼是平行光线经眼屈光系统后聚焦在视网膜之后，在视网膜上呈现模糊的物像。近视眼是平行光线经眼屈光系统后聚焦在视网膜之前，然后将模糊的像投射到视网膜上。因此，近视之后会出现视物模糊不清的症状。

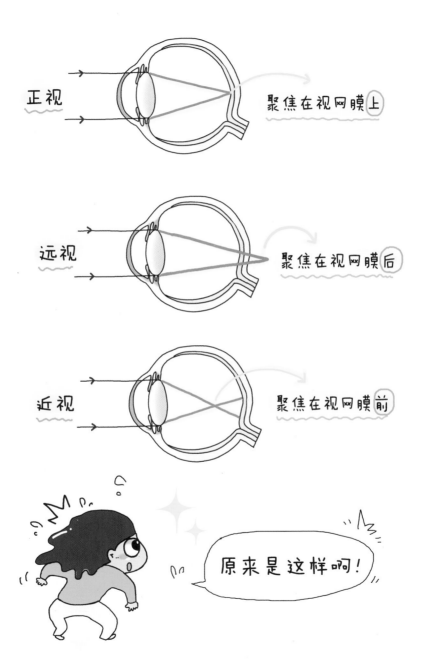

正视 　聚焦在视网膜上

远视 　聚焦在视网膜后

近视 　聚焦在视网膜前

原来是这样啊!

儿童青少年近视本质上是用眼过度和不良的用眼习惯导致眼轴长度的延长，而角膜曲率等没有发生明显的变化。眼轴的延长会造成近视度数加深，近视一旦形成，是不可恢复的。研究表明，近视形成后，眼轴每增长1毫米，将带来近视度数200～300度的增长。

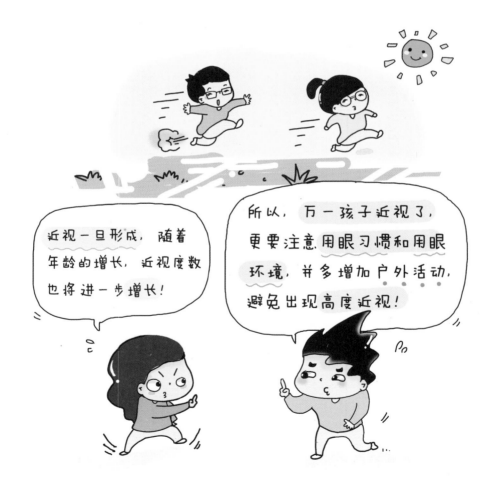

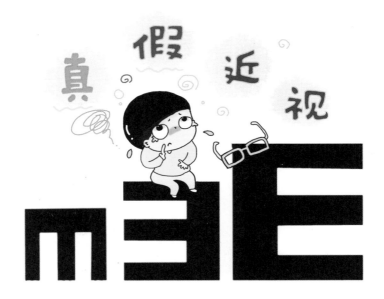

四、假性近视

假性近视是由于调节痉挛，使正视眼或远视眼表现出一过性的近视现象，经睫状肌麻痹药物（散瞳药）散瞳后检查，近视消失并呈现正视或远视。假性近视是一种近视现象，但本质上不是近视眼，主要是近距离用眼疲劳过度、调节痉挛引起的暂时性屈光状态改变，在看远处时产生和近视眼同样的视物不清的症状。本质上讲，假性近视眼眼轴长度没有延长，只是眼睛睫状肌痉挛的一种状态，假性近视经过治疗或休息后可以缓解或消失。真性近视眼多是眼球眼轴的增长而造成近视状态，而眼轴增长造成的近视是不可逆的。

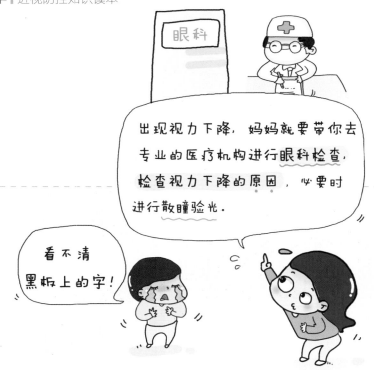

　　鉴别真性近视和假性近视最简单可靠的办法就是散瞳验光。在应用散瞳药物后，如果验光结果显示没有度数或轻度远视，则为假性近视；如果验光结果仍显示为近视，则为真性近视。另外，还可以通过 IOL-Master（光学生物测量仪）检查眼轴长度和角膜曲率来判断。电脑验光测得屈光度为近视时，如果角膜曲率正常，但测得眼轴偏长且大于 23.5 毫米，则为真性近视；如果测得眼轴长度正常，则为假性近视。

五、散瞳验光

儿童青少年眼睛的调节力非常强，对验光结果影响较大，所以通常在检查儿童青少年屈光度时常用麻痹睫状肌的方法去除晶状体的调节影响，

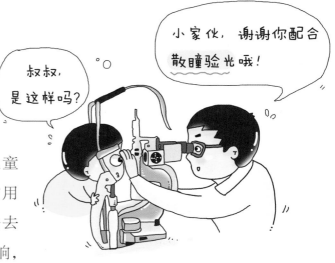

检查其真实的屈光状况，此方法称为散瞳验光。散瞳验光可以排除过度调节和假性近视对屈光状态的影响而获得准确的验光结果，以判断近视的程度。

散瞳验光不仅可以鉴别真性近视和假性近视，而且可以确定准确的验光结果。视力下降初次检查的青少年儿童一定要去医院进行散瞳验光。比如一位儿童在散瞳验光前电脑验光为近视 300 度，应用散瞳药物后电脑验光为远视 100 度，这个孩子就是假性近视，不需要配戴眼镜。如果不进行散瞳直接验光可能得出的验光结果为近视 300 度，因此可能会出现假性近视配戴眼镜的后果。另外，对于儿童青少年近视，如果是真性近视直接验光，验光得出的结果往往比实际度数

偏高。儿童青少年配戴度数较高的眼镜，将加快近视的进展或出现视疲劳的症状。

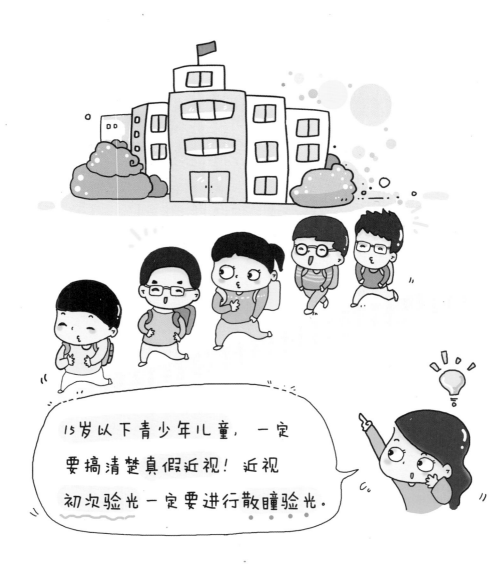

常用的散瞳药物

快速散瞳药（双星明、美多丽等滴眼液），起效迅速，作用维持 6 ~ 8 小时，瞳孔一般会在 6 ~ 8 小时恢复，适合 6 ~ 16 岁的近视患者。使用快速散瞳药后出现看近物模糊、畏光等症状，一般 6 ~ 8 小时症状消失。6 岁以下的近视儿童和调节不稳定的假性近视儿童青少年，由于他们眼睛调节力强，一般会建议用慢速散瞳药（阿托品眼膏）。需要每天 2 次，连用 3 天慢速散瞳药，然后再进行电脑验光或检影验光检查。药物持续时间一般为 3 周，3 周瞳孔恢复后有些近视儿童需要进行复光检查，以确定配镜处方。

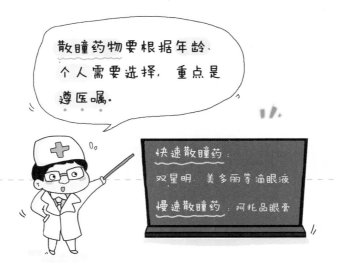

散瞳药物要根据年龄、个人需要选择，重点是遵医嘱。

快速散瞳药：
双星明、美多丽等滴眼液
慢速散瞳药：阿托品眼膏

散瞳注意事项

1. 散瞳后会出现畏光、视力模糊，快速散瞳药需要 6 小时，慢速散瞳药需要 3 周左右的时间，瞳孔会逐渐恢复。

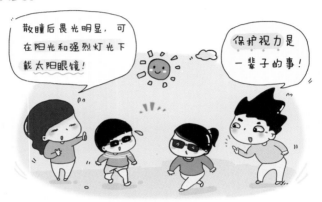

2. 散瞳后视物模糊，尽量避免看电视、电脑、手机等。

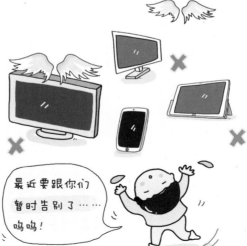

3.散瞳后出现视物模糊、畏光等现象均属正常反应，散瞳药物对儿童无害。

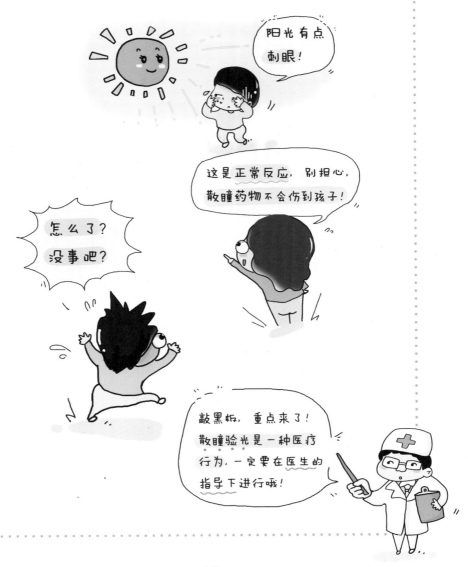

六、近视成因

近视的形成是遗传因素和环境因素共同作用的结果。

1. 遗传因素

研究结果表明，近视的发生率存在着家族遗传的倾向。

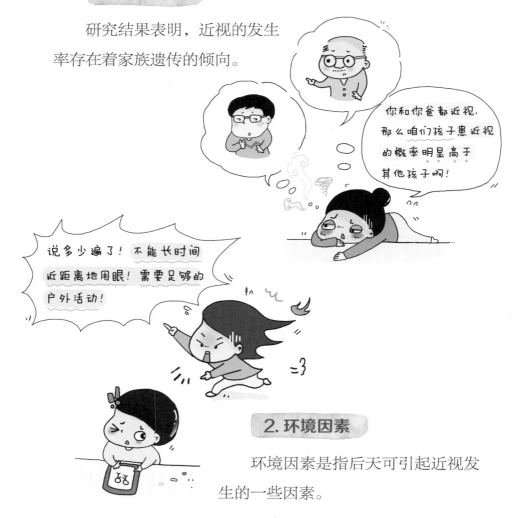

你和你爸都近视，那么咱们孩子患近视的概率明显高于其他孩子啊！

说多少遍了！不能长时间近距离地用眼！需要足够的户外活动！

2. 环境因素

环境因素是指后天可引起近视发生的一些因素。

（1）长时间近距离用眼。

长时间地阅读、写作以及使用智能手机、平板电脑，会使眼睛处于持续紧张的调节状态，产生视疲劳，极易诱导近视眼的发生。

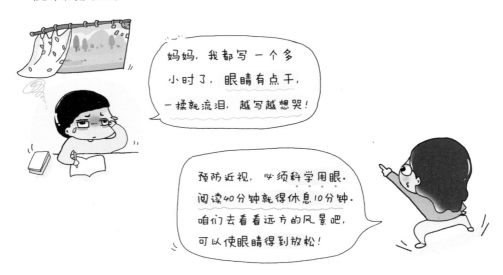

（2）读写姿势和握笔姿势不良。

保持正确的读写姿势和握笔姿势是预防近视的一种有效方法。

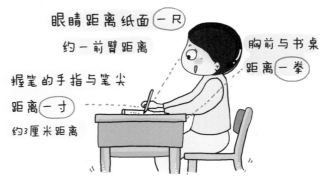

（3）学习环境不良的因素。

学习环境不良，如照明不符合要求、光线过强或太弱，也是形成近视的主要因素。护眼的学习环境：距离书本 2 ~ 3 米要存在适当亮度弥散照明（比如天花板上的日光灯）的同时，于距离书本 0.5 米处再放置一盏台灯，以普通白炽灯为佳。

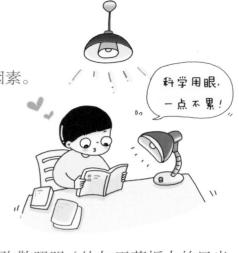

科学用眼，一点不累！

（4）缺少足够的户外活动。

户外活动是抑制近视发生的一个独立的保护因素。户外活动时，孩子的眼睛和肌肤接触阳光可促使人体分泌更多的多巴胺，有效地抑制眼轴的增长，从而防止近视的发生。

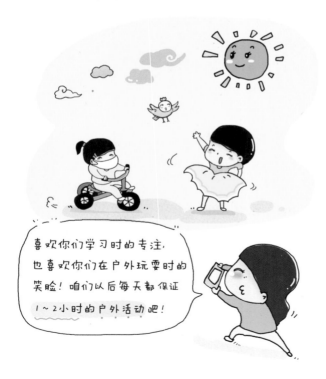

喜欢你们学习时的专注，也喜欢你们在户外玩耍时的笑脸！咱们以后每天都保证 1 ~ 2 小时的户外活动吧！

七、近视分类

1. 按近视的程度分类

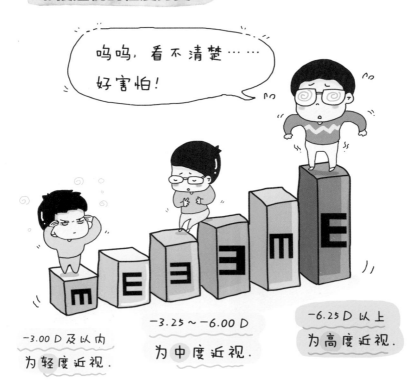

-3.00 D 及以内 为轻度近视.

-3.25～-6.00 D 为中度近视.

-6.25 D 以上 为高度近视.

2. 按病理变化分类

　　单纯性近视绝大多数起自学龄期（6 岁之后），18 岁之后近视度数逐渐稳定。单纯性近视主要由长时间近距离用眼（如读书、写字、玩电脑）等不良习惯引起。主要特点：近视力正常，远视力大多可矫正至正常。

病理性近视是指有眼底变性的近视（如后巩膜葡萄肿、漆裂纹、Fuchs 斑、视网膜和脉络膜萎缩病灶及周边部视网膜变性等），可发生各种并发症（如视网膜脱离、青光眼、白内障等）及明显视功能损害。主要特点：早年发病（常在6 岁之前），近视屈光度进行性加深，发展快；成年后度数仍可增长，眼轴明显延长。病理性近视主要由遗传因素决定，通常为单基因遗传，常染色体隐性遗传为主。

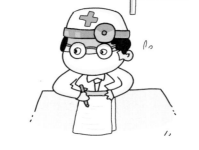

根据病理变化，近视可分为单纯性近视和病理性近视。一定要提前搞清楚，不能疏忽和大意！

八、近视危害

1. 近视对儿童青少年的影响

（1）影响学习。

近视引起的视力下降容易使儿童青少年产生视疲劳、眼睛干涩等症状，影响学习效率，导致成绩下降或提升困难。近视常伴有视功能异常，使儿童青少年易出现学习困难和阅读障碍，比如读书漏行、串行、读错、顺序颠倒，运算能力差等。

（2）影响升学。

患有近视，特别是中高度近视，上大学选择专业和毕业就业有很多限制，成为求知、求职的绊脚石，工作也可能会受到一定影响。

（3）影响生活。

近视的孩子戴眼镜会有不舒适的感觉，摘掉眼镜看东西又不清晰，生活上有诸多不便。

（4）影响运动。

近视的孩子戴上眼镜，不便参加多种体育活动，影响体育锻炼和运动。

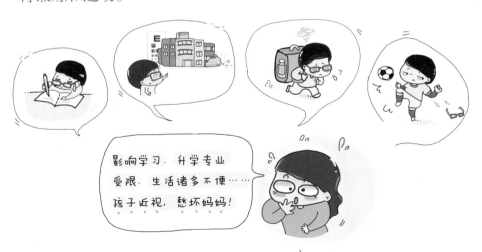

2. 高度近视的危害

（1）高度近视者眼轴的增长，易出现眼科并发症：眼球突出、前房加深、瞳孔大而光反射迟钝、虹膜震颤；常伴有玻璃体液化、混

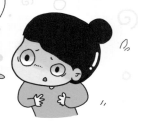

浊和后脱离；可有视盘旁弧形斑、豹纹状眼底和后巩膜葡萄肿；可有黄斑部单独或融合的白色萎缩斑，或色素沉着呈圆形黑色斑，有时可见出血；视网膜周边出现变性区，发生视网膜裂孔甚至视网膜脱离，严重者可致盲。

（2）高度近视特别是病理性近视有一定的遗传倾向。研究表明，父母双方或父母一方患有高度近视，其孩子出现高度近视的概率要比父母都不近视的孩子高。

24

第一章 远离近视有办法

YUANLI JINSHI YOU BANFA

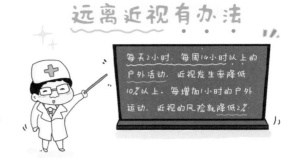

远离近视有办法

一、户外活动

研究表明，在户外自然光线下的活动可有效预防近视的发生与发展。

在新冠肺炎疫情期间，孩子无法出门参加户外活动，再加上大多数学校利用网络平台进行线上教学，增加了电子产品的使用时间，从而诱发了近视的发生与发展。很多家长认为户外活动对近视的防控作用在于"活动"，其实不然，真正对孩子近视起防控作用的是"户外的光线"。视网膜在室外光线的刺激下可产生较多的活性物质——多巴胺。多巴胺是一种神经传导递质，主要起着调节视网膜与巩膜之间信息传递的作用，可促进眼球的正常发育，抑制眼轴的增长，从而达到预防近视发生发展的作用。因此孩子在疫情期间无法出门，也可以在

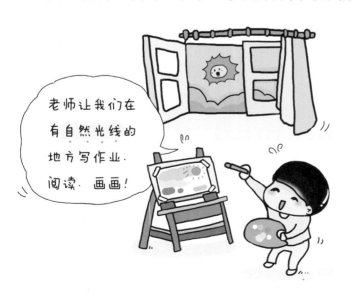

室内有限条件下有效防控近视：打开窗户沐浴阳光，或经常去阳台、窗边等有自然光线的地方；合理安排近距离用眼时间，尽可能多眺望远方，适度增加室内运动。

二、读写姿势

孩子的眼球处于生长发育的关键时期，容易受到外界环境等因素的影响。不良的读写姿势和握笔姿势，会导致眼睛承受的负担加重，加速近视的发生与发展。注意保持正确的读写姿势，养成良好的室内用眼习惯。遵循"20-20-20"原则，即近距离用眼（阅读、书写、看手机及电脑等）20分钟后，至少要抬头向远处（20英尺，约6米外）眺望20秒钟以上。正确的书写姿势为"一拳一尺一寸"。保持正确的坐姿，不歪头，不耸肩，不扭身，双腿并拢，两脚放平，可遵循"90-90-90"原则，即脚平面与脚踝呈90度，膝盖弯呈90度，上身与大腿呈90度。

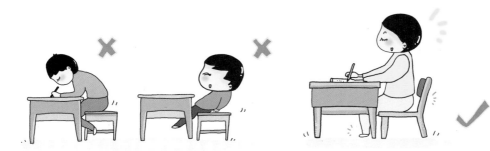

三、读写环境

　　不当的照明是引起视觉不适最重要的环境因素，应保证儿童青少年在良好的照明环境下学习。好的照明条件是指视野中所有的屏幕、物体都有几乎相同的亮度。科学用眼适宜光照强度应大于 300 勒，光线应柔和且稳定无眩光，切记不要让儿童青少年在过亮或过暗的光线下读写。当需要用电脑、平板进行网上学习时，电脑屏幕最好是背对或侧对窗户，以免强光照射出现反光现象引起眼部不适；可结合环境调整屏幕的对比度，同时调整阅读字体的大小，避免字号过小。夜间学习时，应保证充足的照明，保证书桌周围的照明亮度与背景光亮度接近，可同时打开顶灯和台灯。

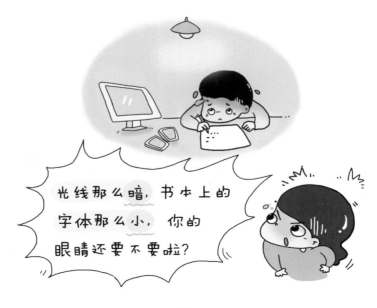

四、睡眠与营养

疫情特殊时期，应保证孩子充足的睡眠，切忌熬夜。小学生建议每天睡眠时间为 10 小时，初中生每天 9 小时，高中生每天 8 小时。

早睡早起，养足精神！

除此之外，还应注意膳食的平衡以及营养的均衡。应避免挑食、偏食，多吃蔬菜、瓜果等。多吃富含维生素 A 的食品，如胡萝卜、菠菜、豆腐、橘子、红枣、牛奶、鸡蛋、瘦肉以及动物肝脏等，因为视网膜上的视紫红质主要由维生素 A 合成，并且维生素 A 有缓解干眼症状和视疲劳的作用。多吃一些富含维生素 B_2 的食物，包括动物心脏和肝脏、鸡蛋、奶制品、瘦肉以及瓜果蔬菜等，缺乏维生素 B_2 时，会引起眼部不适。多吃富含钙的食物，特别是乳制品，如牛奶、奶酪、酸奶等，缺乏钙会导致眼球壁的弹性减弱，巩膜组织中胶原物质含量降低，眼轴变长从而导致近视进一步发展。常吃富含锌的食物，如动物内脏、鱼肉以及海产品类。尽量少吃糖果等甜食，过量甜食会造成血钙下降。少吃油炸食品。

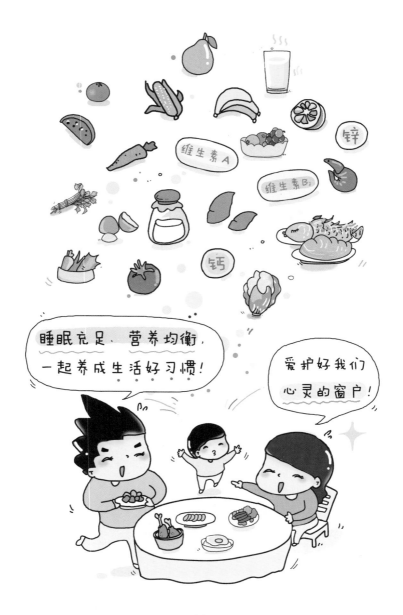

五、用眼习惯

良好的用眼习惯对近视的防控尤为重要。疫情期间"宅"在家里时间变长，应培养正确的用眼习惯，建议看电视时，人与电视机应保持3米以上距离，电视屏幕的高度应与视线平行或稍低一些；连续看电视40～50分钟，应远眺放松，可闭目养神

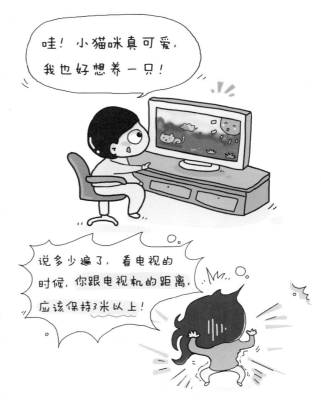

神或做眼睛保健操等。不玩或少玩电子产品，控制每天看电子屏幕的时间长度。有意识地控制孩子特别是学龄前儿童使用电子产品的时间，非学习目的的电子产品单次使用时间不宜超过15分钟，每天累计不宜超过1小时；使用电子产品学习30～40分钟后，应休息远眺放松10分钟，年龄越小，连续使用电子产品的时间应越短。不要在晃动的车上或船上看书，不要歪头、躺着、趴着或走路看书，不要在过强或过暗的光线下看书、写字，不要看字体过小的读物。

　　疫情期间绝大多数孩子"停课不停学"，因此上网课所选择的电子产品对培养良好的用眼习惯尤为重要，建议尽量选择显示屏幕较大的电子产品，这样才能在较远距离处观看，避免长时间近距离用眼的伤害，减少用眼不适；最好选择有液晶显示屏的电脑，屏幕亮度调至眼睛看上去比较舒适的状态；尽量选择可以调整屏幕对比度以及字体大小的电子产品。

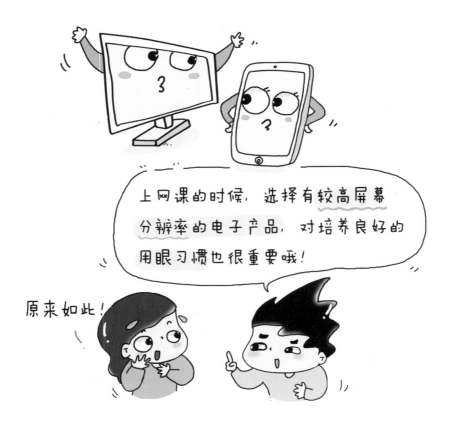

上网课的时候，选择有较高屏幕分辨率的电子产品，对培养良好的用眼习惯也很重要哦！

原来如此！

六、视觉健康档案

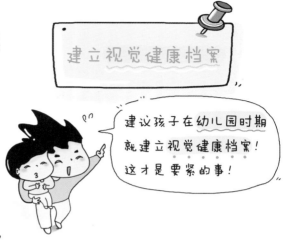

建立视觉健康档案，定期检查并记录孩子的眼轴长度、角膜曲率、眼压及屈光度等视觉参数，密切追踪监测孩子的视觉发育情况，可及时发现近视风险，早期预警并有针对性地采取切实可行的干预措施，从源头上控制近视的发生发展，达到防患于未然的目的。

中小学生视觉健康检测分为三级：一级视力检测，每学年 2 次，检测目的是筛查出视力低于正常者和有视力低下倾向者，实现对视力低下学生的早发现；二级屈光状态检测，每学年 1 次，检测目的首先排除眼病，明确视光学诊断，实现对视力低下学生的早诊断；三级视功能检测，对视力低下学生做进一步视功能检测。

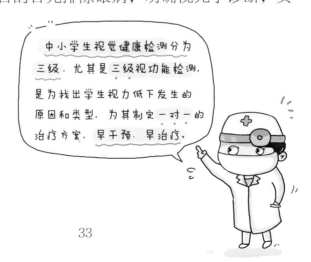

以下情况需要到指定医院进行复查！视力不同复查项目有别。

视觉健康档案结果分类处理

1. 裸眼视力正常，且存在近视高危因素，建议严格注意用眼卫生，到专业眼视光医院接受散瞳验光检查以了解是否可能发展为近视。

裸眼视力正常的孩子，且无近视高危因素，建议每半年到一年检查1次！戴镜视力正常的孩子，建议每3个月或半年检查1次裸眼视力和戴镜视力！

2. 裸眼视力下降，视功能可能异常，建议到专业眼视光医院接受散瞳验光检查，明确诊断并及时采取措施。

3. 裸眼视力下降，并有较为明显的屈光不正，建议到专业眼视光医院明确诊断并及时干预。

4. 戴镜视力下降，建议及时到专业眼视光医院复查，确定是否需要更换眼镜。

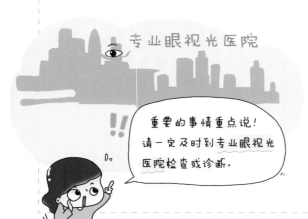

专业眼视光医院

重要的事情重点说！请一定及时到专业眼视光医院检查或诊断。

七、医学验光

验光是一种医学行为。正规的医学验光步骤严谨、复杂，验光结果准确，检查用时长，目的是根据人眼的综合功能制定个性化矫治方案。从医学角度讲，配戴眼镜的目的不仅使人能够看清远处的物体，还要使人长时间戴镜舒适，无明显视疲劳。医学验光需要综合考虑被检查者的眼位、调节功能以及集合功能等检查结果，而普通验光仅仅以矫正看远视力为目的，由于未考虑视功能等因素，易出现配戴不适以及近视加深等问题。其次，医学验光所用设备较普通验光复杂，除常规验光设备外，必须使用裂隙灯、眼压计、综合验光仪、眼生物学测量仪等视光检查设备。除此之外，医学验光内容较多，包括屈光度、散光轴位、调节力、双眼单视功能、集合功能、双眼调节平衡、主视眼等21项内容。

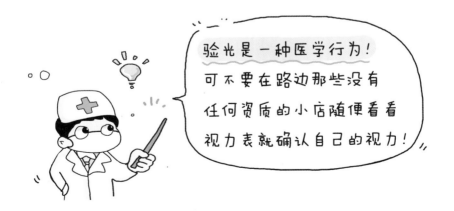

验光是一种医学行为！可不要在路边那些没有任何资质的小店随便看看视力表就确认自己的视力！

八、0～6岁儿童视觉健康要点

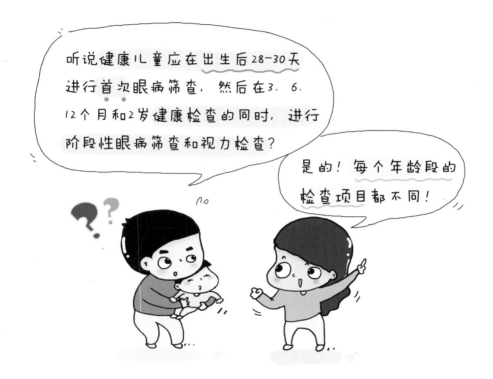

　　首次眼科检查重点：眼外观、光照反应、眼病筛查。3月龄检查项目：瞬目反射、红球试验。6月龄检查项目：眼位检查、视物行为观察。1～3岁检查项目：眼球运动、眼位检查、眼病筛查。

　　针对3岁以上儿童，把握检查时机，及早预防近视、弱视及视觉障碍。3岁：尽快安排第一次视力检查。3岁是眼球发育的第一个里程碑，更是首次确认孩子眼球发育状况的最佳时机。第一次检查重点：视力、屈光度、眼位、眼球运动能力。4 岁：弱视治疗黄金时期。由于从 4 岁开始治疗弱视的成效较高，因此在 3 岁基础检查后，强烈建议在 4 岁安排更深入的检查项目，如散瞳屈光度、矫正视力、立体视等以排查弱视。5 岁：矫正影响学习的视觉问题。注意是否存在眼球追踪力、对焦力、视觉记忆力等不足，留意一些易引起学习障碍的视觉问题，为上学做好准备。5 岁检查重点：弱视、视力发展、眼球运动能力、眼球协调力、辨色力。6 岁后：持续追踪，注意别因眼睛劳累造成的假性近视变成真性近视。

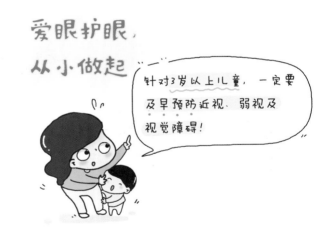

九、7 ～ 18 岁儿童青少年视觉健康要点

此阶段视觉健康要点：预防近视发生，控制近视发展。

1. 预防期

以预防近视发生为首要任务，养成良好的用眼习惯，保证每天 2 小时以上的户外活动；定期检查视力、屈光度、眼轴长度及双眼视功能；视力下降后，到正规医疗机构就诊，排除眼病及假性近视。

2. 控制期

以控制近视度数增长为首要任务,防止发展为高度近视。

确诊近视后，建立视觉健康档案，进行详细的验光检查及视功能检测，制定符合自己的个性化近视控制方案。注意用眼卫生，定期复查(3 ~ 6 个月)，根据检查结果调整近视控制方案。

重点来了，预防近视发生，控制近视发展！7~18岁儿童青少年更不要忽视了自己的视觉健康！

十、近视了怎么办

疫情期间，孩子长时间"宅"居家中，观看电子产品的时间较多，户外活动时间减少，很多家长担心孩子会不会因此而近视。非常时期，不方便带孩子到医院就诊检查，可在

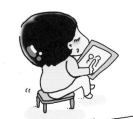

家初步判断是否存在近视。近视发生的初期可表现为看远处物体模糊，看远处物体时眯眼、频繁揉眼等。

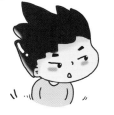

孩子这么长时间看电子产品，不出门，也不活动活动，眼睛不会近视吧？

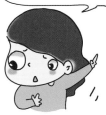

给她测了视力表，可我还是很担心！看来还得去专业医院进行专业的眼视光学检查才行。

儿童青少年近视需要专业视光师根据年龄、视力和屈光度数，通过角膜曲率、眼轴长度、眼位调节、集合、融像等十几项视功能检查，结合检查结果进行视光学诊断,确定近视的类型和近视度数增长快的原因。

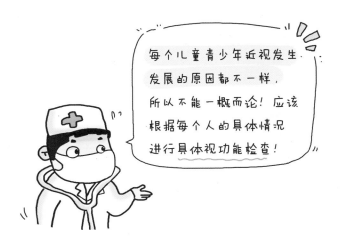

每个儿童青少年近视发生发展的原因都不一样，所以不能一概而论！应该根据每个人的具体情况进行具体视功能检查！

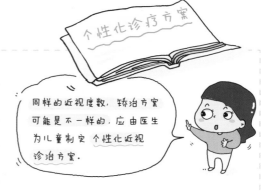

根据视光学诊断结果，制定个性化诊疗方案，进行个性化治疗，有效控制儿童青少年近视度数的快速增长。同样的近视度数，矫治方案可能是不一样的，如配戴单焦眼镜、渐近多焦点眼镜、角膜塑形镜，或进行视觉训练等各种不同矫治方式，都应按医生为儿童青少年制定的个性化近视诊治方案治疗。

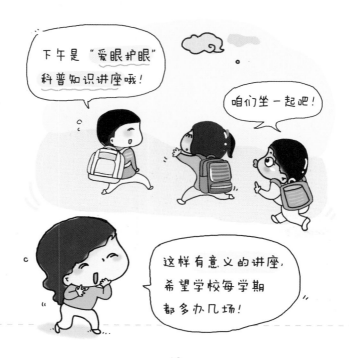

十一、双眼视觉

双眼视觉功能作为一种重要的感觉功能，主要由以下三方面组成：

（1）完整的视觉通道，包括健康的眼睛、正常的视力和屈光状态。

（2）视觉技巧，包括眼球运动、调节功能和融合功能。

（3）信息处理，包括识别、辨别、空间感知以及视觉与其他感觉的整合。

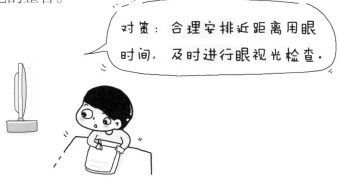

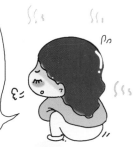

十二、眼睛与阅读

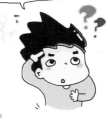

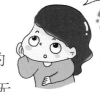

阅读障碍是一种大脑综合处理视觉和听觉信息不能协调而引起的一种阅读和拼写障碍症，它与因为智力低下而引起的阅读障碍症不同。阅读障碍又称失读症、难语症，是一种常见的学习障碍。有阅读障碍的人，智力同一般人并无差别，但阅读能力和写作能力却与常人有较大差距。以往人们会把读书成绩不好，总是写错别字的小孩归类为"笨"，但随着科学的发展，大家逐渐意识到有种认知障碍叫阅读障碍。阅读障碍分两类，一类是获得性阅读障碍，由于智力缺陷、不当教育或视力障碍、后天的脑损伤、听觉障碍引起；

另一类是发育性阅读障碍，是指在发育过程中没有明显的上述损伤，但其阅读成绩明显低于同龄人2个标准差，即达不到与其年龄和智力相当的阅读水平，此为视觉功能异常导致的阅读障碍。

5%～10%的儿童有阅读障碍，望家长不要忽视，应及时到正规医院的视光中心进行专业的眼视光学检查。

第三章

青少年居家眼保健

QINGSHAONIAN JUJIA YAN BAOJIAN

一、勤洗手、勿揉眼

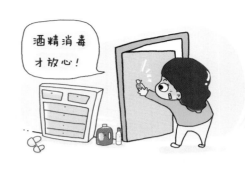

新型冠状病毒会通过接触进行传播。病毒会附着在门把手、电梯按钮、桌子等物体表面，当人用手接触这些物体后再拿食物、擦嘴、揉眼睛，病毒可能会通过皮肤黏膜进入人体内造成感染。

预防新型冠状病毒，洗手很重要，要使用流动的清水和肥皂洗手，揉搓时间大于 15 秒，还要牢记七步洗手法。

七步洗手法

第一步：洗手掌。手指并拢，掌心对掌心，相互反复揉搓。

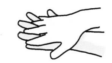

第二步：洗手背侧指缝。掌心对手背，沿指缝相互揉搓。

第三步：洗掌心侧指缝。掌心相对，手指交叉，沿指缝相互揉搓。

第四步：洗手指指背。双手互握，相互揉搓指背。

第五步：洗大拇指。一只手握住另外一只手大拇指旋转揉搓，两手互换。

第六步：洗指尖。把手指指尖捏到一起成锥子形，立在另一个手掌心中旋转揉搓，两手互换。

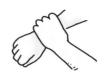

第七步：洗手腕、手臂。一只手揉搓另外一只手的手腕、手臂，两手互换。

二、少看近、多看远

每次阅读纸质版书籍不宜超过 45 分钟，每次使用电子产品时间不宜超过 20 分钟。在疫情期间，除网课学习外，要严格控制电子产品使用时间。使用电子产品时要牢记"20-20-20"口诀。疫情期间多在窗前、阳台等处远眺，让眼睛得到充分的放松和休息。每天坚持做眼保健操，做眼保健操前一定要先洗手。勤通风、多眨眼，避免眼睛干燥。

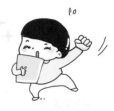

使用电子产品20分钟后，要远眺20英尺（6米）以外的物体，并保持20秒以上。

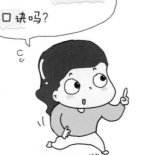

还记得"20-20-20"口诀吗？

三、姿势端、好光线

居家学习时要保持良好的读写姿势。保持正确的写字姿势，切记"三个一"，即"一尺一拳一寸"，不躺着看书、不歪头看书，不在光线过强或过暗的地方看书。室内光线不足时一定要及时开灯补光。使用台灯时要放在身体左前方，台灯的高度距离书面 40 ~ 50 厘米为宜。

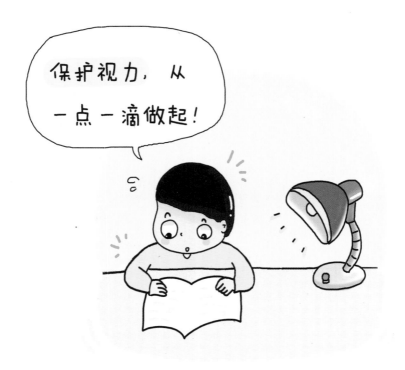

四、营养均、足睡眠

　　饮食规律，不挑食，不偏食。荤素搭配，均衡营养，多吃富含维生素、蛋白质的食物，保证充足的能量供应。建议多吃新鲜蔬菜、水果、瘦肉、蛋、奶、鱼、豆制品等食物，少吃零食、甜食和油炸食品，多饮清水，少喝碳酸饮料。作息规律，每天保证充足睡眠。

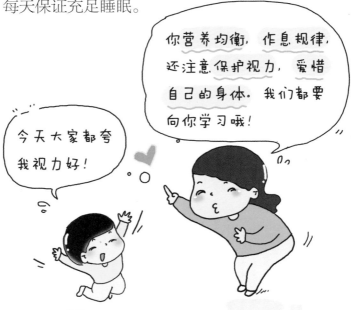

五、消毒液与眼睛

　　新型冠状病毒对紫外线和高温敏感，如 56℃持续 30 分钟、乙醚、75% 乙醇、含氯消毒剂和氯仿等脂溶剂均可有效灭活新型冠状病毒。

84消毒液消毒原理： 84消毒液是一种以次氯酸钠为主要成分的含氯消毒剂，次氯酸钠可水解生成次氯酸，次氯酸是一种较弱酸，但具有极强的氧化性，能够将具有还原性的物质氧化，使其变性，因而能够起到消毒的作用。主要用于物体表面和环境等消毒，一般不用于皮肤表面消毒。

酒精杀菌消毒的原理：酒精是有机化合物，即乙醇。酒精的分子具有很强的渗透能力，它能穿过细菌表面的膜，打入细菌的内部，使构成细菌生命基础中的蛋白质分子结构改变，引起蛋白质变性（蛋白质凝固），从而起到杀菌的作用。

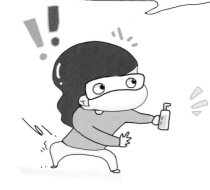

平时使用酒精、84消毒液进行居家消毒时，一定要做好眼睛防护，必要时戴护目镜！防止消毒剂进入眼内造成化学性眼外伤。

75%的酒精杀菌力最强，所以医用消毒酒精一般都是含75%的纯酒精和25%的水。酒精主要用于物体表面消毒，也可用于皮肤消毒，不能用于室内空气喷洒消毒。

84消毒液、酒精等消毒液溅入眼内，轻者引起眼睛疼痛、眼红、流泪、畏光，严重者引起视物模糊或永久性视力下降。损伤程度与消毒液浓度、进入眼内液体数量等有关。

消毒液不慎溅入眼内，应立即用清水冲洗。冲洗时应转动眼球，翻起眼皮，充分冲洗眼睛各个位置。冲洗后，轻症可缓解，如持续眼痛、流泪、睁眼困难、眼红等不适症状，请及时就医。

一定要放好这些消毒液，并且叮嘱孩子，这属于危险品。尤其不能误入眼里，可能会对角膜、结膜引起损伤……

小孩不能碰！

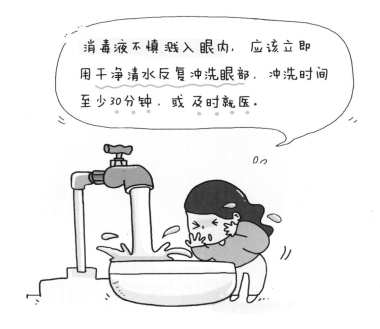

消毒液不慎溅入眼内，应该立即用干净清水反复冲洗眼部，冲洗时间至少30分钟，或及时就医。

六、规范使用角膜塑形镜

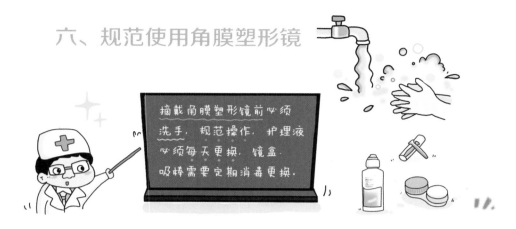

摘戴角膜塑形镜前必须洗手，规范操作，护理液必须每天更换，镜盒、吸棒需要定期消毒更换。

出现以下情况应停止佩戴角膜塑形镜：

（1）近期与新冠肺炎患者有过密切接触史，需要医学观察者。

（2）出现发热或明显的卡他症状，如打喷嚏、流鼻涕、鼻塞、流泪等。

（3）出现眼部不适，如眼睛发红、刺痛、流泪、怕光等。

七、坚持做眼保健操

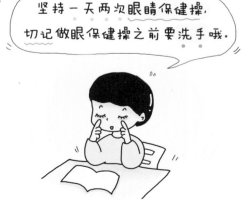

坚持一天两次眼睛保健操，切记做眼保健操之前要洗手哦。

坚持一天两次眼保健操，上午、下午各一次。最好在持续用眼后认真做眼保健操，让眼睛得到充分的休息。

第一节：按揉攒竹穴

用双手大拇指螺纹面分别按在两侧穴位上，其余手指自然放松，指尖抵在前额上。随音乐口令有节奏地按揉穴位，每拍一圈，做四个八拍。

第二节：按压睛明穴

用双手食指螺纹面分别按在两侧穴位上，其余手指自然放松、握起，呈空心拳状。随音乐口令有节奏地上下按压穴位，每拍一次，做四个八拍。

第三节：按揉四白穴

用双手食指螺纹面分别按在两侧穴位上，大拇指抵在下颌凹陷处，其余手指自然放松、握起，呈空心拳状。随音乐口令有节奏地按揉穴位，每拍一圈，做四个八拍。

第四节：按揉太阳穴，刮上眼眶

用双手大拇指螺纹面分别按在两侧太阳穴上，其余手指自然放松、弯曲。随音乐口令，先用大拇指按揉太阳穴，每拍一圈，揉四圈。然后，大拇指不动，用双手食指的第二个关节内侧，稍加用力从眉头刮至眉梢，两个节拍刮一次，连刮两次。如此交替，做四个八拍。

第五节：按揉风池穴

用双手食指和中指的螺纹面分别按在两侧穴位上，其余三指自然放松。随音乐口令有节奏地按揉穴位，每拍一圈，做四个八拍。

第六节：揉捏耳垂，脚趾抓地

用双手大拇指和食指的螺纹面捏住耳垂正中的眼穴，其余三指自然并拢弯曲。随音乐口令，用大拇指和食指有节奏地揉捏穴位，同时用双脚全部脚趾做抓地运动，每拍一次，做四个八拍。

八、疫情期间眼科就医指南

眼部不适需要就医的情况：24 小时内发生的视力骤降，24 小时内发生的剧烈眼疼，新鲜的、开放性眼伤，24 小时内发生的眼部急性化学损伤需要及时去医院就诊。

疫情期间勿乱用眼药，谨防误用。药品远离儿童，谨防误食误点眼药水，造成严重后果。

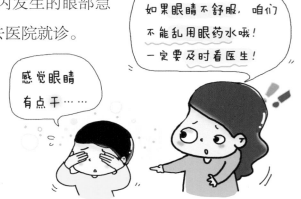

感觉眼睛有点干……

如果眼睛不舒服，咱们不能乱用眼药水哦！一定要及时看医生！

第四章

儿童常见眼病

ERTONG CHANGJIAN YANBING

一、红眼病

红眼病是一种传染性比较强的结膜感染，又称为细菌性结膜炎，主要由肺炎双球菌、金黄色葡萄球菌、流感嗜血杆菌等引起。多见于春秋季节，可散发出现，也可流行于学校、工厂等集体生活场所。流感嗜血杆菌是儿童细菌性结膜炎最常见的病原体，临床表现为眼红、脓性或黏液性分泌物、畏光、流泪、异物感等。

红眼病有很强的传染性。健康人的眼睛只要接触到病人分泌物或眼泪污染过的物品，如毛巾、手帕、脸盆、电脑键盘、书、玩具或门把手、钱币等，就可能被传染。经常是一只眼发病，另一只眼也在劫难逃。

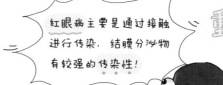

红眼病主要是通过接触进行传染，结膜分泌物有较强的传染性！

重点

红眼病注意事项

1. 及时到医院就诊。

2. 不要到公共场所活动，比如学校、电影院、游泳池等，以免传染给他人。

3. 清淡饮食，忌食辛辣、油腻食物。

二、睑腺炎

睑腺炎，又称麦粒肿，是化脓性细菌侵入眼睑的睑板腺而引起的急性炎症。眼睑出现红、肿、热、痛是急性炎症的典型表现。本病大多由金黄色葡萄球菌感染眼睑腺体引起，主要表现为眼睑红肿，局部压痛，随着病情进展局部可出现白色脓点甚至破溃。

如果眼睑有红、肿、热、痛等症状，应该及时到专业医院就诊！千万不能自行挤压排脓，否则感染会扩散。

三、斜视

斜视是指两眼不能同时注视目标，表现为眼位的偏斜，属于眼外肌疾病。根据眼球偏斜的方向分为水平斜视（内斜视和外斜视）、垂直斜视和旋转斜视。

正常眼看物体时，物像会落在两眼的视网膜中心凹处，两眼物像通过神经信号传递到大脑，经过处理后，形成一个物像。因此，正常人的两眼在看东西时看到一个物体。

儿童斜视发生后的影响

1. 斜视眼视物时影像落在视网膜中心凹以外的位置，另一只眼影像落在视网膜中心凹处。由于眼位不正，有些斜视儿童会有复视的症状，通俗讲双眼看一个物体会出现两个像。

2. 在儿童发育期，有些斜视儿童眼影像受到抑制，丧失两眼单一视功能和立体感，有的儿童斜视还会引起视力发育不良导致弱视。

四、弱视

1. 什么是弱视

如果幼儿的视力不低于同龄儿童正常视力下限，双眼视力相差不足两行，又未发现引起弱视的危险因素，则不宜草率诊断为弱视。

眼科

弱视是在视觉发育期由于单眼斜视、未矫正的屈光参差、高度屈光不正以及形觉剥夺引起的单眼或双眼最佳矫正视力低于相应年龄的视力，但眼部检查无器质性病变。

弱视诊断时要参考不同年龄儿童正常视力下限：3岁儿童正常视力参考值下限为4.7，4～5岁为4.8，6岁以上为4.9。

两眼最佳矫正视力相差两行或更多，较差的一眼为弱视。

2. 得了弱视怎么办

弱视属于功能异常。研究证实，3～6岁为视觉发育关键期，早期治疗预后较好。弱视的治疗具体如下。

（1）高度屈光不正（远视或散光）或屈光参差者需要通过配镜矫正；先天性白内障或先天性完全性上睑下垂或斜视等病因者，应首先进行手术，术后再做屈光矫正。

（2）遮盖疗法，常规遮盖治疗即遮盖视力较好的眼睛。一般双眼矫正视力相差超过两行以上需要对矫正视力较好的眼睛进行遮盖。

（3）弱视训练常用方法：红色滤光片、光栅刺激疗法、精细目力训练、后像疗法和海丁格刷训练。

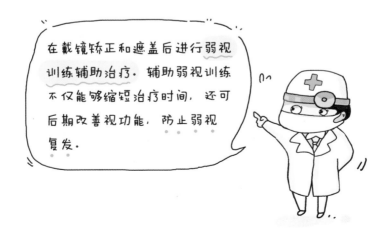

在戴镜矫正和遮盖后进行弱视训练辅助治疗。辅助弱视训练不仅能够缩短治疗时间，还可后期改善视功能，防止弱视复发。

五、过敏性结膜炎

过敏性结膜炎是结膜对过敏原产生超敏反应引起的炎症。常见的过敏原有花粉、尘螨、灰尘、动物皮屑（多为猫和狗）等。

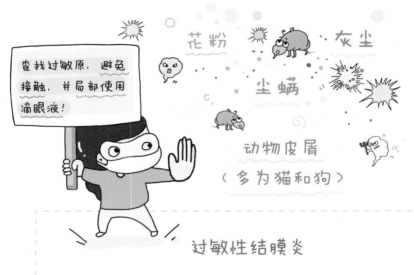

过敏性结膜炎

临床表现

1. 眼痒：大部分表现出眼部瘙痒。

2. 眼红：结膜充血。

治疗

1. 查找过敏原，避免接触。

2. 局部用药。局部使用滴眼液，缓解过敏症状。